GRUNDLAGEN DER ERNÄHRUNG : VERSTEHEN DER GRUNDLAGEN EINER GESUNDEN ERNÄHRUNG

Verstehen der Grundlagen der Ernährung ist der Schlüssel zur Anpassung einer gesunden und ausgewogenen Ernährung, die es Ihnen ermöglicht, Gewicht zu verlieren, ohne dass Sie entbehren oder sich schuldig fühlen müssen. Um gesund zu sein, ist es wichtig, eine Vielzahl von Lebensmitteln aus verschiedenen Lebensmittelgruppen zu essen, die die für den Körper notwendigen Nährstoffe bereitstellen.

Die wichtigsten Lebensmittelgruppen sind Gemüse und Früchte, Getreide, Proteine, Milchprodukte und Fette. Jede dieser Lebensmittelgruppen spielt eine wichtige Rolle in der Ernährung und es ist wichtig, genug davon zu konsumieren, um die grundlegenden Ernährungsbedürfnisse zu decken.

Gemüse und Früchte sind reich an Vitaminen, Mineralstoffen und Ballaststoffen. Grüngemüse wie Spinat, Brokkoli und Rosenkohl sind besonders gesund, da sie viele wichtige Nährstoffe wie Eisen, Vitamin C und Antioxidantien enthalten. Früchte wie Äpfel, Bananen und Erdbeeren sind eine Quelle natürlichen Zuckers und Ballaststoffe, die Ihnen helfen können, länger satt zu fühlen.

Getreide wie Brot, Nudeln und Reis liefern Kohlenhydrate, die die Hauptenergiequelle des Körpers sind. Vollkorngetreide wie Vollkornbrot und Vollkornnudeln sind eine bessere Option, da sie mehr Ballaststoffe und Nährstoffe als verarbeitetes Getreide enthalten.

Proteine sind notwendig, um Gewebe aufzubauen und zu reparieren, und können in Lebensmitteln wie Fleisch, Nüssen und Milchprodukten gefunden werden. Milchprodukte wie Milch, Käse und Joghurt sind auch eine wichtige Quelle von Calcium, das für die Aufrechterhaltung starker und gesunder Knochen erforderlich ist.

Fette sind ebenfalls für eine gute Gesundheit notwendig, aber es ist wichtig, gesunde Fette wie pflanzliche Öle und Nüsse auszuwählen. Gesunde Fette können helfen, den Cholesterinspiegel zu regulieren, wichtige Nährstoffe bereitzustellen und dazu beitragen, dass Sie länger satt fühlen.

Um effektiv Gewicht zu verlieren, ist es wichtig, die aktuellen Ernährungsgewohnheiten zu verstehen, die Ihre Gesundheit und Gewichtsabnahme beeinflussen können. Dazu können Gewohnheiten wie Zwischenmahlzeiten, ungesunde oder zu süße Lebensmittel, oder nicht ausreichend gesunde Nährstoffe zählen.

Um Ihre Ernährungsgewohnheiten zu bewerten, kann es hilfreich sein, ein Ernährungstagebuch für eine Woche oder länger zu führen. Notieren Sie alles, was Sie essen und trinken, sowie die Zeiten, zu denen Sie essen, und die Situationen, die ungesunde Ernährungsgewohnheiten wiederaufleben lassen können. Wenn Sie beispielsweise feststellen, dass Sie oft vor dem Fernseher knabbern, könnten Sie beschließen, stattdessen eine andere Aktivität wie Lesen oder Spazierengehen zu machen.

Indem Sie Ihre Ernährungsgewohnheiten genau untersuchen, können Sie bestimmen, was geändert werden muss, um Ihre Gewichtsverlustziele zu erreichen. Wenn Sie beispielsweise oft Lebensmittel mit viel Zucker und Fett essen, könnten Sie beschließen, diese Lebensmittel durch gesündere Optionen wie Früchte, Gemüse und magere Proteine zu ersetzen.

Es ist wichtig zu beachten, dass Ernährungsgewohnheiten nicht über Nacht entstehen, und es kann daher sinnvoll sein, sie schrittweise anzugehen. Statt alles auf einmal aufzugeben, versuchen Sie, kleine Anpassungen zu machen, wie ungesunde Snacks durch gesündere Optionen zu ersetzen oder Ihre Gemüseaufnahme zu erhöhen. Wenn Sie beispielsweise daran gewöhnt sind, einen Schokoriegel als Snack zu nehmen, könnten Sie beschließen, ihn durch einen Apfel oder Mandeln zu ersetzen.

Indem Sie Ihre Ernährungsgewohnheiten identifizieren, können Sie Anpassungen vornehmen, die es Ihnen ermöglichen, Ihre Gewichtsverlustziele effektiv und ohne Stress zu erreichen. Indem Sie sich auf gesunde und nachhaltige Gewohnheiten konzentrieren, können Sie sicherstellen, dass Ihre Ergebnisse auf lange Sicht bestehen bleiben.

FESTLEGEN VON REALISTISCHEN ZIELEN : WIE KANN MAN FÜR JEDEN EINZELNEN REALISTISCHE GEWICHTSVERLUSTZIELE BESTIMMEN

Festlegen von realistischen Zielen ist ein wesentlicher Faktor für den Erfolg bei Ihrem Gewichtsverlust. Die Ziele sollten spezifisch, messbar, realistisch, relevant und zeitlich begrenzt sein (SMART). Das bedeutet, dass Sie konkrete Ziele definieren müssen, die Sie innerhalb eines bestimmten Zeitrahmens erreichen können.

Zum Beispiel anstatt zu sagen "Ich möchte abnehmen", könnten Sie sagen "Ich möchte in den nächsten sechs Monaten 5 Kilogramm abnehmen". Diese Art von Ziel ist spezifisch (5 Kilogramm abnehmen), messbar (mit einer Waage gemessen), realistisch (durchschnittlich 0,83 Kilogramm pro Monat abnehmen), relevant (um Ihre Gesundheit und Ihr Wohl zu verbessern) und zeitlich begrenzt (in den nächsten secs Monaten).

Es ist wichtig zu beachten, dass Gewichtsverlustziele je nach Alter, Geschlecht, körperlicher Aktivität und anderen Faktoren unterschiedlich sein können. Es ist daher wichtig, einen Gesundheitsfachmann zu konsultieren, um realistische Gewichtsverlustziele zu ermitteln, die auf Ihre individuellen Bedürfnisse abgestimmt sind.

Indem Sie realistische Ziele festlegen, können Sie sich eine klare Richtung geben und zusätzliche Motivation, um Ihre Gewichtsverlustziele zu erreichen. Es ist auch wichtig, die kleinen Erfolge auf dem Weg zu feiern, da dies Ihnen helfen kann, motiviert zu bleiben und Ihren Gewichtsverlustweg erfolgreich fortzusetzen.

Zusammenfassend ist das Festlegen von realistischen Zielen ein wesentlicher Faktor für den Erfolg bei Ihrem Gewichtsverlust. Durch die Definition von SMART-Zielen, die Zusammenarbeit mit einem Gesundheitsfachmann und das Feiern von kleinen Erfolgen auf dem Weg, können Sie sich die besten Chancen geben, erfolgreich zu sein und Ihre Gewichtsverlustziele effektiv und ohne Stress zu erreichen.

Ohne Einschränkungen zu essen kann für diejenigen, die gewohnt sind, strenge Diäten zu befolgen oder bestimmte Lebensmittel zu vermeiden, unmöglich erscheinen. Indem Sie jedoch lernen, ohne Einschränkungen und Schuldgefühle zu essen, können Sie sich von den Ernährungseinschränkungen befreien und sich auf eine gesunde und ausgewogene Ernährung konzentrieren.

Es ist wichtig zu bedenken, dass Lebensmittel weder gut noch schlecht sind. Es gibt keine "verbotenen" Lebensmittel. Alles ist eine Frage der Mäßigung und Balance. Statt zu sagen "Ich darf keine Kuchen essen", könnten Sie sagen : "Ich werde gelegentlich als Belohnung einen Kuchen essen". Indem Sie diese Einstellung einnehmen, können Sie essen, était Sie mögen, ohne Schuldgefühle zu haben.

Es ist auch wichtig, sich von der "entweder-oder"-Denkweise zu entfernen. Statt zu sagen "Entweder ich esse gesund, oder ich esse ungesund", könnten Sie sagen : "Ich werde versuchen, die meiste Zeit gesund zu essen, aber ich werde gelegentliche Leckereien erlauben". Indem Sie diese Einstellung einnehmen, können Sie essen, was Sie mögen, ohne Schuldgefühle zu haben oder Ihre Gewichtsabnahme zu beeinträchtigen.

Schließlich, indem Sie lernen, ohne Einschränkungen und Schuldgefühle zu essen, können Sie sich auf gesunde und dauerhafte Ernährungsgewohnheiten konzentrieren. Statt sich auf temporäre Ernährungseinschränkungen zu konzentrieren, können Sie sich auf gesunde Ernährungsgewohnheiten konzentrieren, die ein Leben lang halten werden.

Zusammenfassend ist das Essen ohne Einschränkungen und Schuldgefühle ein wichtiger Teil eines effektiven und dauerhaften Gewichtsverlusts. Indem Sie eine positive Einstellung gegenüber der Ernährung entwickeln, lernen, ohne Einschränkungen und Verantwortung zu essen und sich auf gesunde und dauerhafte Ernährungsgewohnheiten konzentrieren, können Sie Ihre Ziele bei Gewichtsverlust ohne Stress und effektiv erreichen.

ERHÖHEN SIE IHRE NÄHRSTOFFAUFNAHME :
WIE SIE MEHR GESUNDE NÄHRSTOFFE IN IHRE
ERNÄHRUNG EINBEZIEHEN

Die Steigerung Ihrer Aufnahme an gesunden Nährstoffen
ist eine wirksame Methode, um auf Dauer Gewicht zu
verlieren und eine optimale Gesundheit zu erhalten.
Gesunde Nährstoffe können magere Proteine, Gemüse,
Früchte, Vollkornprodukte und gesunde Fette
einschließen.

Um Ihre Aufnahme an gesunden Nährstoffen zu
erhöhen, können Sie verssuchen, ungesunde
Lebensmittel durch gesündere Optionen zu ersetzen.
Zum Beispiel können Sie statt weißen Nudeln
Vollkornnudeln wählen. Statt Knäckebrot können Sie
Früchte oder Gemüse als Snack wählen.

Es ist auch wichtig, Ihre Ernährung zu variieren, um
sicherzustellen, dass Sie eine vollständige Palette an
Nährstoffen erhalten. Zum Beispiel können Sie
verschiedene Typen von Proteinen, wie Hähnchen, Fisch,
Hülsenfrüchte und Nüsse, in Ihre Ernährung
einbeziehen. Sie können auch verschiedene Typen von
Gemüse, wie grüne Blattgemüse, Wurzelgemüse und
Blattgemüse, in Ihre Ernährung einbeziehen.

Schließlich können Sie durch die Steigerung Ihrer Aufnahme an gesunden Nährstoffen sicherstellen, dass Sie genug Nährstoffe erhalten, um eine optimale Gesundheit zu erhalten. Gesunde Nährstoffe können Ihnen helfen, sich voller zu fühlen, Heißhunger zu reduzieren und eine dauerhafte Gewichtsabnahme zu gewährleisten.

Zusammenfassend ist die Steigerung Ihrer Aufnahme an gesunden Nährstoffen eine wirksame Methode, um auf Dauer Gewicht zu verlieren und eine optimale Gesundheit zu erhalten. Durch das Ersetzen ungesunder Lebensmittel durch gesündere Optionen, die Variation Ihrer Ernährung und durch die Gewährleistung einer ausreichenden Aufnahme an Nährstoffen können Sie Ihre Ziele bei der Gewichtsabnahme effektiv und stressfrei erreichen.

Die Bewältigung von Essverlockungen kann eine Herausforderung für diejenigen sein, die auf effektive und dauerhafte Weise Gewicht verlieren möchten. Indem Sie lernen, ungesunde Lebensmittel ohne Schuldgefühle zu verwalten, können Sie eine ausgewogene Ernährung beibehalten.

Es ist wichtig zu bedenken, dass verführerische Lebensmittel nicht verboten sind. Statt zu sagen "Ich kann keine Süßigkeiten essen", könnten Sie sagen "Ich werde gelegentlich Süßigkeiten als kleine Freude essen". Durch die Annahme dieser Einstellung können Sie essen, was Sie möchten, ohne Schuldgefühle zu haben.

Es ist auch wichtig, sich im Voraus auf Essverlockungen vorzubereiten. Wenn Sie wissen, dass Sie einen Abend mit Freunden haben werden, bei dem ungesunde Lebensmittel angeboten werden, planen Sie im Voraus, indem Sie einen gesunden Snack essen oder sich ausreichend gesunde Nährstoffe in Ihrer Ernährung zuführen.

Schließlich können Sie, indem Sie lernen, Essverlockungen ohne Schuldgefühle zu verwalten, sich auf gesunde und dauerhafte Ernährungsgewohnheiten konzentrieren. Statt sich auf temporäre Ernährungsbeschränkungen zu konzentrieren, können Sie sich auf gesunde Ernährungsgewohnheiten konzentrieren, die ein Leben lang halten.

Zusammenfassend kann die Bewältigung von Essverlockungen eine Herausforderung sein, aber durch die Annahme einer positiven Einstellung zu ungesunden Lebensmitteln, die Vorbereitung im Voraus und die Konzentration auf gesunde und dauerhafte Ernährungsgewohnheiten können Sie Essverlockungen bewältigen, ohne Ihr Essvergnügen aufzugeben und ohne Schuldgefühle zu haben.

Sport treiben zu einem effektiven und nachhaltigen Gewichtsverlustplan gehört. Für viele Menschen kann es jedoch eine Herausforderung sein, Zeit und Energie für Sportaktivitäten zu finden. .

Erstens sollten Sie Aktivitäten auswählen, die Ihnen Spaß machen. Wenn Sie gerne tanzen, melden Sie sich für einen Tanzen-Kurs an. Wenn Sie die Natur mögen, planen Sie eine Wanderung oder ein Picknick im Freien. Wenn Sie Aktivitäten auswählen, die Ihnen Freude bereiten, sind Sie eher bereit, sie in Ihren täglichen Zeitplan zu integrieren.

Zweitens sollten Sie Möglichkeiten finden, Sport in Ihren täglichen Zeitplan zu integrieren. Zum Beispiel können Sie zur Arbeit oder zum Einkaufen zu Fuß oder mit dem Fahrrad gehen. Sie können auch während Ihrer Mittagspause im Büro Dehnübungen machen.

Schließlich sollten Sie nicht zu hart zu sich selbst sein. Sie müssen nicht stundenlang Sport treiben, um Ergebnisse zu sehen. Kurze, aber häufigere Trainingseinheiten können für manche Menschen sogar effektiver sein.

Zusammenfassend kann man sagen, dass es möglich ist, Sport in Ihren täglichen Zeitplan zu integrieren, ohne Ihre Freizeit aufzugeben. Indem Sie Aktivitäten auswählen, die Ihnen Freude bereiten, Sport in Ihren täglichen Zeitplan integrieren und nicht zu hart zu sich selbst sind, können Sie Ihre Gewichtsverlustziele erreichen und gleichzeitig Ihre Freizeit genießen.

Ein Gewichtsplateau zu erreichen, kann für diejenigen entmutigend sein, die auf effektive und nachhaltige Weise Gewicht verlieren möchten. Ein Gewichtsplateau ist eine Periode, in der Sie trotz kontinuierlicher Bemühungen, Gewicht zu verlieren, kein oder nur wenig Gewicht verlieren.

Dies kann auftreten, wenn Sie eine gesunde Ernährung und ein regelmäßiges Trainingsprogramm befolgen, aber Ihr Körper sich an Ihre neuen Gewohnheiten anpasst und die Gewichtsabnahme verlangsamt. Gewichtsplateaus gelten als normal und können durch eine Vielzahl von Faktoren verursacht werden, wie zum Beispiel einer verlangsamten Stoffwechselrate, einer Stagnation des Muskelgewichts oder einem konstanten Kalorienverbrauch.

Um Gewichtsplateaus zu vermeiden, ist es wichtig, Ihre Ernährung und Ihr Trainingsroutine regelmäßig zu variieren. Zum Beispiel können Sie Ihre Ernährung um gesunde Lebensmittel erweitern, die Intensität Ihres Trainings erhöhen oder zwischen verschiedenen Übungstypen wechseln.

Schließlich ist es wichtig, sich nicht entmutigen zu lassen und sich auf die bisher erzielten Fortschritte zu konzentrieren. Durch eine positive Einstellung und durch die Fortsetzung der Arbeit an Ihren Gewichtsverlustzielen können Sie Gewichtsplateaus überwinden und weiter Fortschritte machen.

Zusammenfassend sind Gewichtsplateaus normal und können durch das Verständnis der Ursachen, die regelmäßige Variation Ihrer Ernährung und Trainingsroutine und eine positive Einstellung bewältigt werden. Durch die Fortsetzung der Arbeit an Ihren Gewichtsverlustzielen können Sie Gewichtsplateaus überwinden und weiter Fortschritte machen.

EIN GESUNDES LEBENSSTIL AUF LANGE SICHT
BEIBEHALTEN :
WIE MAN DIESE GESUNDEN GEWOHNHEITEN IN DEN
ALLTAG INTEGRIERT, UM DAUERHAFTE ERGEBNISSE
ZU ERZIELEN.

Erreichen Sie Ihre Gewichtsverlustziele ist eine Sache, sie auf Dauer zu halten ist eine andere. Um dauerhafte Ergebnisse zu erzielen, ist es wichtig, gesunde Ernährungsgewohnheiten und regelmäßige Bewegung in Ihren Alltag zu integrieren.

Zunächst ist es wichtig zu verstehen, dass gesunde Ernährungsgewohnheiten keine temporären Diäten sind, sondern ein Lebensstil auf lange Sicht. Das bedeutet, einen ausgewogenen und verantwortungsvollen Umgang mit Essen anzunehmen, gelegentlich ohne Schuldgefühle ungesunde Lebensmittel zu erlauben.

Als nächstes ist es wichtig, Möglichkeiten zu finden, regelmäßig Sport zu treiben, unabhängig von Ihrem hektischen Zeitplan. Sie können zum Beispiel Online-Fitnesskurse belegen, während der Mittagspause schnelles Gehen oder körperliche Aktivitäten in Ihre Freizeit integrieren.

Schließlich ist es wichtig, sich nicht bei einer Gewichtszunahme zu entmutigen. Statt komplett aufzugeben, sollten Sie die Ursachen für die Gewichtszunahme untersuchen und Ihre Ernährung und Ihren Trainingsplan entsprechend anpassen.

Zusammenfassend ist es wichtig, einen ausgewogenen Umgang mit Essen zu pflegen, regelmäßig Sport zu treiben und sich nicht bei einer Gewichtszunahme zu entmutigen, um einen gesunden Lebensstil auf lange Sicht zu führen. Indem Sie diese Gewohnheiten in Ihren Alltag integrieren, können Sie dauerhafte Ergebnisse im Gewichtsverlust erzielen.

Hier ist eine Liste von gesunden Lebensmitteln für eine effektive Gewichtsabnahme, zusammen mit ihren Vorteilen in Bezug auf Ernährung und Gesundheit :

- Grünes Blattgemüse : Grünes Blattgemüse avec Spinat, Kohlblätter und Brokkoli sind nährstoffreich und kalorienarm. Sie enthalten auch Ballaststoffe, die dazu beitragen können, ein Sättigungsgefühl zu bewahren. Zum Beispiel enthalten 100 Gramm Spinat nur 23 Kalorien und 3,6 Gramm Ballaststoffe.

- Fette Fische : Fette Fische wie Lachs, Thunfisch und Sardinen sind reich an Omega-3-Fettsäuren, die den Blutzuckerspiegel regulieren und die Herzgesundheit verbessern können. Zum Beispiel enthalten 100 Gramm gekochter Lachs etwa 200 Kalorien und 20 Gramm Protein.

- Hähnchen- oder Putenfleisch ohne Haut : Weißes Hähnchen- oder Putenfleisch ohne Haut ist eine Quelle für mageres Protein, das dazu beitragen kann, Muskelmasse aufzubauen und aufrechtzuerhalten, während es bei der Fettverbrennung hilft. Zum Beispiel enthalten 100 Gramm gekochtes Hähnchenfleisch ohne Haut etwa 165 Kalorien und 31 Gramm Protein.

- Avocados : Avocados sind reich an gesunden Fettsäuren und Ballaststoffen, was dazu beitragen kann, ein Gefühl der Sättigung zu bewahren und den Blutzuckerspiegel zu regulieren. Zum Beispiel enthalten 100 Gramm Avocado etwa 160 Gramm Ballaststoffe.

- Nüsse und Samen : Nüsse und Samen sind reich an gesunden Fettsäuren, Proteinen und Ballaststoffen, was dazu beitragen kann, ein Gefühl der Sättigung zu bewahren und den Blutzuckerspiegel zu regulieren. Zum Beispiel enthalten 100 Gramm Cashew-Nüsse etwa 553 Kalorien und 18 Gramm Protein.

- Hülsenfrüchte : Hülsenfrüchte wie Linsen, Kichererbsen und Bohnen sind reich an Proteinen, Ballaststoffen und Nährstoffen, was dazu beitragen kann, ein Gefühl der Sättigung zu bewahren und den Blutzuckerspiegel zu regulieren. Zum Beispiel enthalten 100 Gramm gekochte Linsen etwa 116 Kalorien und 9 Gramm Protein.

Es ist wichtig zu beachten, dass Lebensmittel, die für eine Person funktionieren, für eine andere Person aufgrund von Unterschieden in den Bedürfnissen und Gewichtsverlustzielen nicht funktionieren können. Daher ist es wichtig, einen Gesundheitsfachmann zu konsultieren, um die für Ihren Lebensstil und Ihre Gesundheitsziele am besten geeigneten Lebensmittel zu bestimmen.

Für Menschen mit schnellem Sättigungsgefühl ist es wichtig, Lebensmittel, die reich an Proteinen und Ballaststoffen sind, zu sich zu nehmen, um ein Sättigungsgefühl zu bewahren und beim Fettabbau zu helfen. .

Für Menschen mit langsamem Sättigungsgefühl ist es wichtig, Lebensmittel, die reich an Nährstoffen und Ballaststoffen sind, zu sich zu nehmen, um die Blutzuckerwerte zu regulieren und ein Sättigungsgefühl zu bewahren. Mögliche Optionen sind grünes Gemüse, Früchte, Avocados und Hülsenfrüchte.

Zusammenfassend ist es wichtig, eine Vielzahl an gesunden Lebensmitteln für eine effektive Gewichtsabnahme zu sich zu nehmen, abhängig von Ihren individuellen Bedürfnissen und Gesundheitszielen.

Gewicht zu verlieren, ohne sich zu berauben oder schuldig zu fühlen, ist möglich. Es ist wichtig, die Grundlagen der Ernährung und Ernährungsgewohnheiten zu verstehen, um zu bestimmen, was verändert werden muss. Durch das Festlegen Ziel vonen realist, das Erlernen von unbeschränktem Essen, die Verbesserung der Aufnahme gesunder Nährstoffe, das Bewältigen von Essversuchungen und das Integrieren von Bewegung in Ihren täglichen Tagesablauf, können Sie auf einen gesünderen Lebensstil hinarbeiten.

Es ist auch wichtig zu verstehen, dass Gewichtsplateaus auftreten können, aber durch das Lernen, wie man mit Gewichtsplateaus umgeht und einen gesunden Lebensstil auf lange Sicht beibehält, können Sie nachhaltige Ergebnisse erzielen. Schließlich, indem Sie Lebensmittel in Betracht ziehen, die zu Ihrem Stoffwechselprofil passen, können Sie die Vorteile für die Gesundheit und Gewichtsabnahme maximieren.

Zusammenfassend ist der Schlüssel zur Gewichtsabnahme ohne Verzicht und Schuldgefühle, einen gesunden Lebensstil auf lange Sicht zu adoptieren, indem man gesunde Ernährungs- und Bewegungsgewohnheiten umsetzt und Lebensmittel wählt, die zu Ihrem Körper passen. Es ist wichtig, einen Gesundheitsfachmann zu konsultieren, um die besten Optionen für Ihren Körper und Ihre Gewichtsverlustziele zu bestimmen.